NINA WINKLER
Yoga

DELIUS KLASING VERLAG

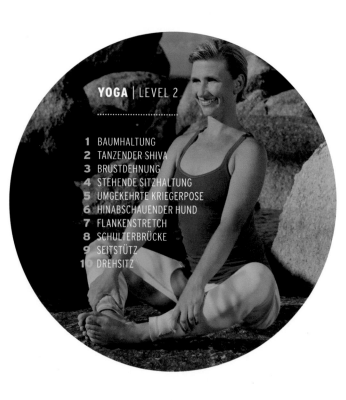

YOGA | LEVEL 2

Muskeln – ja, aber bitte nicht dick und aufgeplustert! Wer beim Training statt auf Gewichte auf das eigene Körpergewicht setzt und dann auch noch auf jahrtausendealte, bewährte Übungen, der kann nichts falsch machen. Yoga trainiert die Muskeln effektiv und funktionell – damit Sie auch im Alltag fitter und leistungsfähiger sind. Hinzu kommt die Relax-Komponente des Fernost-Trainings: Wer regelmäßig übt, kann die Stresshormone im Körper nachweislich reduzieren. Gute Laune, ein toller Body und Spaß am Training sind die Ergebnisse.

Üben Sie am besten drei- bis viermal pro Woche. Das komplette Programm dauert ungefähr eine halbe Stunde. Wenn Sie Zeit haben, legen Sie sich anschließend ruhig noch fünf Minuten auf den Rücken, halten die Augen geschlossen und spüren Sie den Übungen nach. Zusätzlich sorgt eine vegane Ernährung für mehr Vitalstoffe und weniger Stresshormone im Körper. Mein Tipp: grüne Smoothies am Morgen als Frühstück. Schmeckt unglaublich lecker!

Viel Freude beim Training!

Ihre Nina Winkler

BAUMHALTUNG

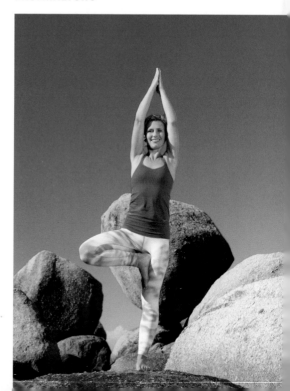

A

Rechten Fuß an den linken Innenschenkel legen und Knie nach außen ziehen, Hüften parallel halten. Beckenboden aktivieren, Balance finden. Handflächen aneinander legen und Arme nach oben ausstrecken.

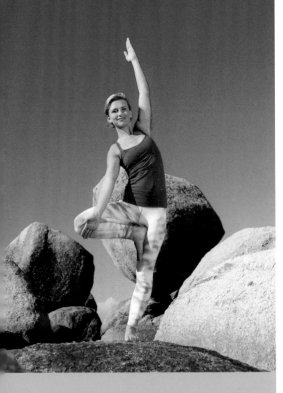

B

Handflächen voneinander
lösen. Rechten Arm aufs
rechte Bein sinken lassen,
rechte Handfläche zeigt
nach vorn. Arm sanft gegen
den Oberschenkel drücken
und den Oberkörper nach
rechts neigen.

Durchführung

idealerweise nach
3 Sonnengrüßen, vgl. Yoga
Level 1, Übung 1 bis 3

Wiederholungen

1 x je Seite

Dauer

Endposition 3 Atemzüge
lang halten

TANZENDER SHIVA

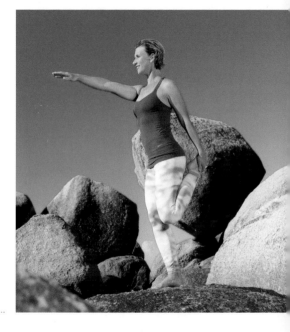

A

Aufrecht stehen und
Gewicht aufs rechte Bein
verlagern. Bauch fest.
Linkes Fußgelenk mit der
linken Hand greifen,
rechten Arm nach vorn
ausstrecken, Handfläche
zum Boden drehen.
Rechtes Knie beugen.

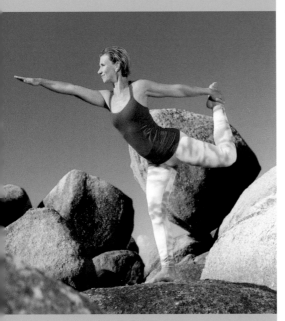

B

Hüften parallel halten.
Mit dem linken Fuß Druck
gegen die linke Hand
aufbauen, Oberkörper
nach vorn neigen, das linke
Bein nach hinten anheben,
linke Schulter ebenfalls
nach hinten. Blick nach
vorn richten.

Durchführung
im Anschluss an Übung 1
Wiederholungen
1 x je Seite
Dauer
Endposition 3 Atemzüge
lang halten

BRUSTDEHNUNG

A

Mit dem rechten Fuß einen
großen Schritt nach vorn
machen, den linken im
60-Grad-Winkel eindrehen.
Hüften parallel halten,
Hände hinter dem
Körper verschränken,
Arme strecken und Brustbein
leicht anheben.

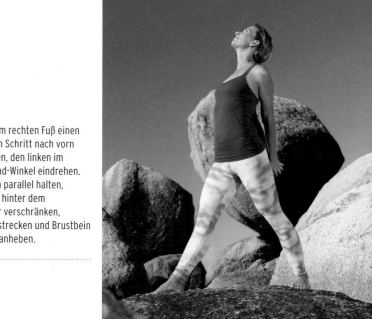

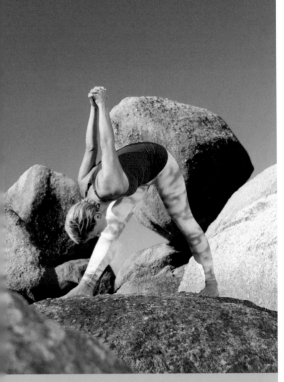

B

Mit einer Ausatmung den Oberkörper aus der Hüfte heraus gerade nach vorn absenken und über das gestreckte rechte Bein beugen. Arme über den Kopf sanft nach vorn ziehen, so weit es möglich ist.

Durchführung
nach Übung 3 durchführen
Wiederholungen
1 x je Seite
Dauer
Endposition 3 Atemzüge lang halten

STEHENDE SITZHALTUNG

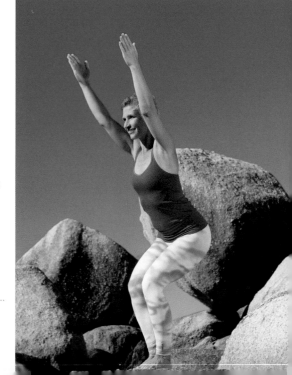

A

Aufrecht stehen,
Beine und Füße geschlossen
halten. Bauch und
Beckenboden aktivieren.
Arme gestreckt anheben,
Oberarme neben den
Ohren halten. Knie tief
beugen und Po absenken
so weit es geht.

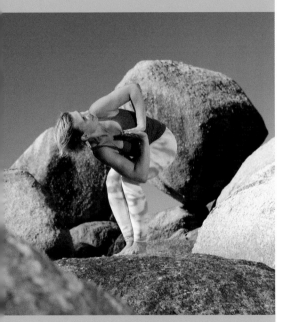

B

Hüften und Knie parallel
halten. Hände vor der Brust
falten. Oberkörper aus der
Taille heraus nach links
drehen. Rechten Ellbogen
von außen gegen den linken
Oberschenkel drücken,
Blick nach oben.

Durchführung
nach Übung 3 nahtlos
anschließen
Wiederholungen
2 x je Seite
Dauer
Endposition 3 Atemzüge
lang halten

UMGEKEHRTE KRIEGERPOSE

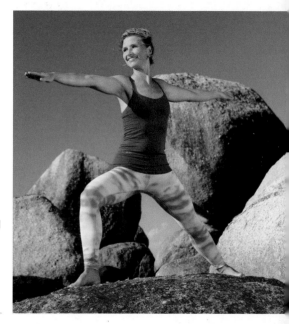

A

Mit rechts einen großen Schritt nach vorn machen, linken Fuß im 60-Grad-Winkel eindrehen. Hüfte in eine Linie mit den Füßen bringen. Arme auf Schulterhöhe ausstrecken, rechtes Knie tief beugen.

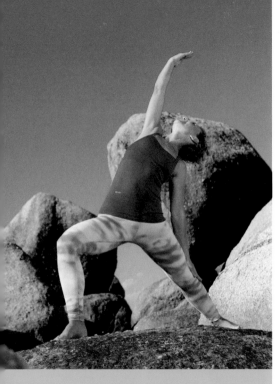

B

Mit einer Ausatmung linke Hand auf den linken hinteren Oberschenkel absenken, dabei das rechte Knie tiefer beugen. Rechten Arm anheben und über den Kopf nach hinten ziehen, Blick in die rechte Hand.

Durchführung

im Zusammenhang mit Übung 6 auf der jeweiligen Seite

Wiederholungen

2 x je Seite

Dauer

Endposition 3 Atemzüge lang halten

HINABSCHAUENDER HUND

A

Mit rechts einen Schritt
nach vorn machen,
linken Fuß im 60-Grad-
Winkel eindrehen.
Hüften parallel,
Arme nach oben
ausstrecken,
Handflächen zueinander.
Rechtes Knie tief beugen.
Blick nach vorn.

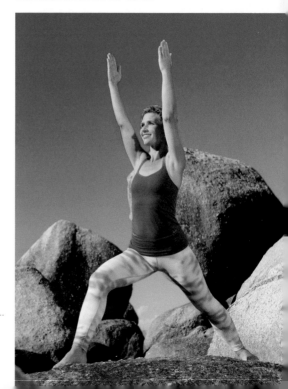

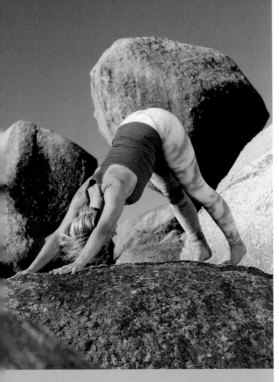

B
Oberkörper senken und
Hände schulterweit neben
dem rechten Fuß aufsetzen.
Rechten Fuß im hüftweiten
Abstand neben den linken
setzen. Po nach oben
schieben, Schultern in
Richtung Boden drücken.

Durchführung
nach Übung 5 auf der
jeweiligen Seite
Wiederholungen
2 x
Dauer
Endposition beim ersten
Durchgang 3, beim zweiten
5 Atemzüge lang halten

FLANKENSTRETCH

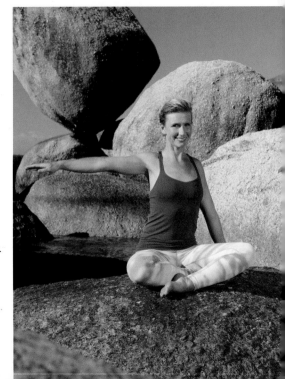

A

Auf den Boden setzen und die Beine locker gekreuzt halten, eventuell Kissen unter die Knie legen oder auf einem Kissen sitzen. Linke Hand berührt den Boden, rechten Arm auf Schulterhöhe ausstrecken.

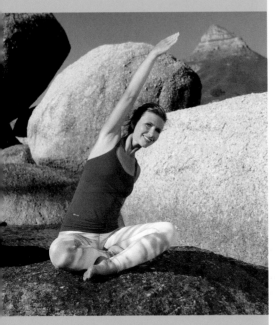

B

Oberkörper aus der Taille heraus nach links wie über einen großen Ball neigen. Den rechten Arm dabei gleichzeitig nach oben und über den Kopf nach rechts ziehen. Linken Ellbogen leicht beugen.

Durchführung
nach Übung 6
Wiederholungen
1 x je Seite
Dauer
Endposition 3 Atemzüge lang halten

SCHULTERBRÜCKE

A
Rückenlage.
Füße etwa 30 Zentimeter
vom Po entfernt aufstellen,
Knie eine Handbreit
geöffnet halten. Nabel nach
innen sinken lassen und
nach oben ziehen,
Bauch fest. Arme neben
dem Körper ablegen.

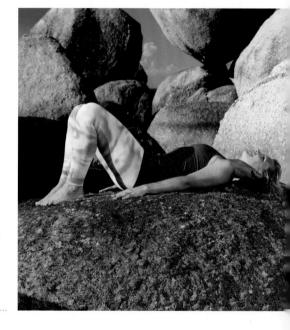

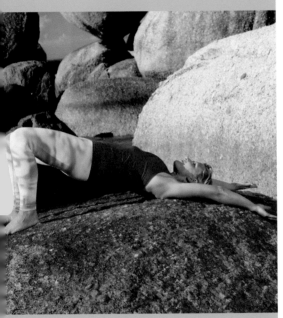

B
Füße fest in den Boden
stemmen, Po anspannen.
Mit einer langsamen Ein-
atmung das Becken nach und
nach anheben, dazu zuerst
den rechten, dann den linken
Arm gestreckt anheben und
neben dem Kopf ablegen.

Durchführung
sehr langsam und im
Atemrhythmus
Wiederholungen
5 x
Dauer
Endposition für einen
Atemzug halten, mit der
Ausatmung langsam
wieder lösen

SEITSTÜTZ

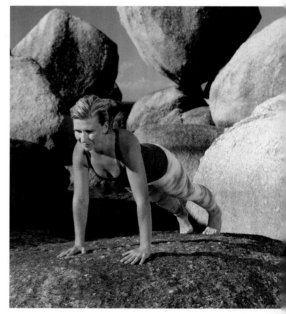

A

Im Vierfüßlerstand beginnen,
Handgelenke unter den
Schultern aufstellen.
Bauch, Beckenboden und
den Rücken aktivieren,
Beine ausstrecken und
in einer Ebene mit dem
Oberkörper halten.
Blick zum Boden.

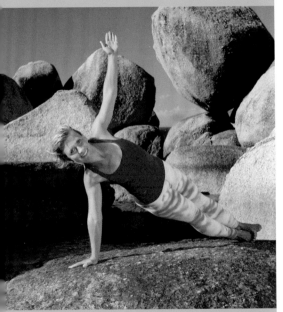

B

Gewicht auf den rechten
Fuß und die rechte Hand
verlagern, die Hüfte
langsam nach links kippen.
Linken Arm dabei lösen,
anheben und nach oben
ausstrecken. Beine und
Oberkörper in einer
Ebene halten.

Durchführung
nach Übung 8
Wiederholungen
2 x je Seite
Dauer
Endposition 3 Atemzüge
lang halten

DREHSITZ

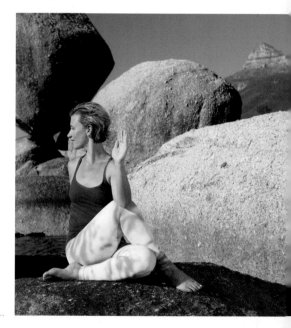

A

Aufrecht sitzen.
Linkes Bein strecken
und rechten Fuß an die
Außenseite des linken
Knies setzen. Linkes Bein
nach rechts anbeugen.
Rechtes Bein mit beiden
Händen fassen und den
Oberkörper aufrichten.

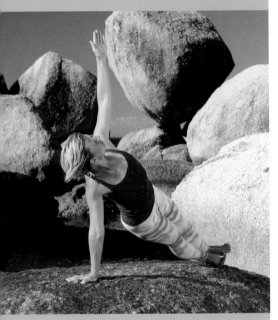

B
Oberkörper aus der Hüfte heraus langsam nach rechts drehen und den linken Ellbogen an die Außenseite des rechten Knies setzen. Linken Arm beugen, Handfläche nach vorn. Blick nach hinten richten.

Durchführung
nach Übung 9
Wiederholungen
1 x zu jeder Seite
Dauer
Endposition 5 Atemzüge lang halten

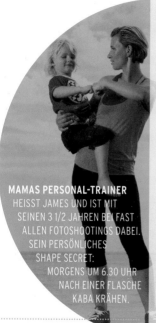

MAMAS PERSONAL-TRAINER
HEISST JAMES UND IST MIT
SEINEN 3 1/2 JAHREN BEI FAST
ALLEN FOTOSHOOTINGS DABEI.
SEIN PERSÖNLICHES
SHAPE SECRET:
MORGENS UM 6.30 UHR
NACH EINER FLASCHE
KABA KRÄHEN.

Bibliografische Information der Deutschen Nationalbibliothek
Die Deutsche Nationalbibliothek verzeichnet diese Publikation
in derDeutschen Nationalbibliografie; detaillierte bibliografische
Daten sind im Internet über http://dnb.dnb.de abrufbar.

1. Auflage 2014
ISBN 978-3-7688-3845-0
© Delius Klasing & Co. KG, Bielefeld

Konzept und Text: Nina Winkler. Fotos: Justin Healy. Umschlag-
gestaltung und Layout: Felix Kempf. Produktion: Nina van Winkelsteen
für Capestar Productions GmbH. Bildassistenz: Jonathan Berman.
Lektorat: Niko Schmidt. Make-up und Stylingassistenz: Jennifer
Mertens. Equipment: Direct Photographic and Visual Impact, Cape
Town. Lithografie: scanlitho.teams, Bielefeld. Druck: Print Consult, Müncher
Top: Nike, Hose: Reebok

Delius Klasing Verlag, Siekerwall 21, D · 33602 Bielefeld
Tel.: 0521/559-0, Fax: 0521/559-115, E-Mail: info@delius-klasing.de
www.delius-klasing.de

Haftungsausschluss: Die Ratschläge in diesem Buch sind sorgfältig
erwogen und geprüft. Sie bieten jedoch keinen Ersatz für kompetenten
medizinischen Rat. Alle Angaben in diesem Buch erfolgen daher ohne
jegliche Gewährleistung oder Garantie seitens der Autorin und des Verlage
Eine Haftung der Autorin bzw. des Verlages und seiner Beauftragten
für Personen-, Sach- und Vermögensschäden ist ausgeschlossen.